Gaurav Sharma
Neeta Singh
Rashmi Puri

CAD CAM em ortodontia

Gaurav Sharma
Neeta Singh
Rashmi Puri

CAD CAM em ortodontia

tornar a medicina dentária mais fácil

ScienciaScripts

Imprint

Cover image: www.ingimage.com

This book is a translation from the original published under ISBN 978-620-7-47491-2.

Publisher:
Sciencia Scripts
is a trademark of
Dodo Books Indian Ocean Ltd. and OmniScriptum S.R.L publishing group

120 High Road, East Finchley, London, N2 9ED, United Kingdom
Str. Armeneasca 28/1, office 1, Chisinau MD-2012, Republic of Moldova, Europe
Printed at: see last page
ISBN: 978-620-8-11114-4

RECONHECIMENTO

Na nossa cultura indiana, acreditamos firmemente que "não há nada mais sagrado do que o conhecimento neste mundo" e, por isso, o valor distinto de um professor na nossa vida. Como sabemos, nada de grande pode ser alcançado sem uma orientação adequada, uma vigilância correta, uma crítica positiva ou um apoio constante. Da mesma forma, a minha dissertação não teria chegado aos dias de hoje se eu não tivesse conseguido tudo isto.

É realmente uma honra e um prazer expressar a minha profunda gratidão ao **Dr. GAURAV SHARMA, HOD**, Department of Orthodontics & Dentofacial Orthopaedics pela sua orientação constante, sugestões inestimáveis, apoio, encorajamento contínuo e inspiração que me mostraram o caminho para a perfeição na realização desta dissertação.

Gostaria de expressar a minha mais profunda gratidão ao meu orientador, **Dr. ANURAG MEHTA (Prof.)**, pelo seu interesse ativo durante a realização desta dissertação e pela ajuda que me prestou. Agradeço humildemente o seu apoio durante todo o processo de elaboração desta dissertação.

Tive o privilégio de trabalhar sob a orientação hábil da **Dra. Rashmi Puri** e da **Dra. Garima Gaur**, cuja ajuda atempada e conselhos inestimáveis me encorajaram sempre a ter um melhor desempenho...

Com profunda gratidão e humildade, gostaria de exprimir os meus sinceros agradecimentos e gratidão ao **Dr. Raghavendra S Kurdekar, Reitor** do Vyas Dental College & Hospital, Jodhpur, por ter sido um apoio inspirador em todos os momentos para a conclusão desta dissertação. Reconheço humildemente o seu apoio durante todo o processo e elaboração desta dissertação.

A minha gratidão à minha querida amiga **Dra. TEENA PUROHIT**, que me ajudou sem qualquer hesitação a concluir esta dissertação.

Gostaria também de agradecer aos meus colegas, **Dr. HARSH SHAH**, e aos juniores, **Dr. CHRISTINA M S** , **Dr. JITENDRA SONI** e **Dr. RUSHALI GWALANI**, que foram
pilares do apoio moral e do divertimento que tivemos durante este tempo juntos e ao **Sr. DILIP SINGH** pela sua ajuda no trabalho departamental.

Estou muito grata aos meus pais, **Sr. SHAITAN SINGH SISODIYA** , **Sra. SUNITA KANWAR, Sr. DEVI SINGH BHATI** e **Sra. ANOP KANWAR** e ao meu marido, **Dr. KHINVRAJ SINGH,** pelo seu amor, apoio, sacrifício e encorajamento contínuo, este projeto não poderia ter sido concluído.

Por último, gostaria de agradecer a todos aqueles que, direta ou indiretamente, contribuíram para a realização desta dissertação.

Dr. NEETA SINGH

ÍNDICE

Introdução

INTRODUÇÃO

- O design assistido por computador (CAD) e o fabrico assistido por computador (CAM) é um processo em que os dados não digitais são capturados, convertidos num formato digital, editados conforme necessário e, subsequentemente, convertidos de novo numa forma física com as dimensões e os materiais exactos especificados durante o processo de design digital, normalmente através de impressão 3D ou de modelação. Este conjunto de fases é conhecido como "fluxo de trabalho digital"

- Nos últimos anos, a introdução de tecnologias digitais na medicina dentária representou um avanço significativo. Em particular, a digitalização intra-oral está a tornar-se uma técnica cada vez mais desenvolvida com uma substituição progressiva das impressões dentárias tradicionais. Estes sistemas revelaram uma boa precisão e um excelente feedback do paciente.[31] Apesar de os modelos dentários digitais permitirem o diagnóstico, o planeamento do tratamento e a simulação dos resultados no final da terapia, não podem reproduzir diretamente modelos e aparelhos físicos. Para tal, este fluxo de trabalho 3D necessita de um processo de conceção e fabrico assistido por computador (CAD-CAM), que consiste na elaboração dos dados digitais, previamente adquiridos com o scanner intra-oral, e na produção de um modelo físico 3D preciso.[31]

- As mais recentes inovações tecnológicas tornaram quase tudo possível neste mundo. A fundição de precisão por cera perdida de ligas de ouro, a modelação em massa e a cura de resinas acrílicas e a sinterização em pó de porcelanas dentárias foram originalmente desenvolvidas para a medicina dentária e estão bem estabelecidas como tecnologias convencionais de laboratório dentário. É indubitável que os dispositivos dentários de alta qualidade podem ser fabricados regularmente através da colaboração entre dentistas e técnicos de prótese dentária. No entanto, o trabalho de laboratório dentário continua a ser um trabalho intensivo e dependente da experiência.

- O papel principal do técnico de laboratório em medicina dentária é copiar na perfeição todos os parâmetros funcionais e estéticos definidos pelo dentista para uma solução de restauração. É uma relação arquiteto/construtor. Ao longo de todo o processo de procedimento restaurador, desde a consulta inicial até ao planeamento do tratamento, à provisionalização e à colocação final, as vias de comunicação entre o dentista e o técnico de prótese dentária requerem uma transferência completa de informações relativas a situações e expectativas existentes, desejadas e realistas de e para o ambiente clínico.

- Componentes funcionais, parâmetros oclusais, fonética e estética são apenas algumas das informações essenciais que o técnico de prótese dentária completa com as suas competências e experiência. À medida que a medicina dentária evolui para o mundo digital da captura de imagens, do desenho por computador e da criação de restaurações dentárias através da robótica, o laboratório dentário tem de evoluir também. A restauração assistida por computador (CAD/CAM) dá-nos essa opção.

- O laboratório já não é um lugar, é antes, em grande medida, uma entidade virtual e fluida. Por isso, não há dúvida de que o CAD/CAM é um laboratório virtual. A investigação e o desenvolvimento de sistemas CAD/CAM dentários têm sido ativamente prosseguidos em todo o mundo desde a década de 1980, devido aos esforços contínuos de três pioneiros, nomeadamente o Dr. François Duret, o Dr. Werner Mormann e o Dr. Andersson.[56]

- O aparecimento do fabrico aditivo, também conhecido como impressão 3D, data dos anos 80, apesar da sua introdução na medicina dentária ser muito mais recente, devido ao elevado custo inicial, bem como à sua baixa velocidade e precisão.

- A conceção assistida por computador (CAD) e o fabrico assistido por computador (CAM) é um processo em que os dados não digitais são captados, convertidos num formato digital, editados conforme necessário e, subsequentemente, convertidos de novo numa forma física com as dimensões e os materiais exactos especificados durante o processo de conceção digital, normalmente através de impressão 3D ou fresagem Este conjunto de fases é conhecido como "fluxo de trabalho digital"

- Atualmente, o CAD/CAM é utilizado para fornecer um meio mecanizado de fabrico de próteses dentárias que são utilizadas para restaurar ou substituir dentes. Trata-se de uma alternativa ao processo tradicional de fabrico de próteses, em que são utilizadas técnicas físicas, como impressões, para captar os dados do paciente necessários para o laboratório fabricar a prótese dentária necessária.

- Antes da aceitação mais generalizada do CAD/CAM, o dentista faz uma impressão do local a ser restaurado. Esta é depois transportada para o laboratório onde é feito um modelo de estudo. Nesse modelo, é feita uma imitação do desenho final utilizando cera - conhecida como wax up - que representa o tamanho e a forma da prótese dentária acabada. A cera é então encerrada num molde de investimento, queimada e substituída pelo material desejado como parte da fundição por cera perdida. O CAD/CAM torna estes procedimentos desnecessários, uma vez que a impressão é registada digitalmente e o fabrico do aparelho é acompanhado por meios aditivos (impressão 3D) ou subtractivos (fresagem).

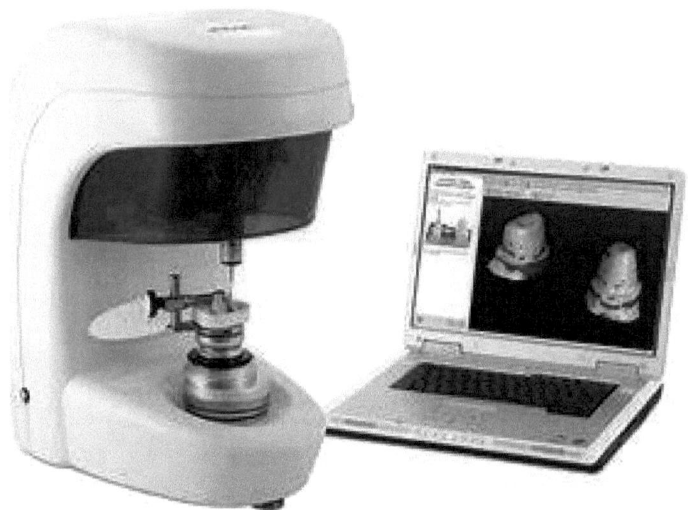

- Exemplos de próteses dentárias que podem ser fabricadas com este sistema incluem·

1. Modelos de estudo
2. Dispositivos ortodônticos
3. Restaurações de cobertura do cúspide

4. Prótese dentária fixa
5. Facetas
6. Estruturas de prótese removíveis
7. Planeamento e fabrico de implantes

- A tecnologia de desenho dentário assistido por computador (CAD) e de fabrico assistido por computador (CAM) é essencialmente uma combinação de três processos:
-aquisição de dados ou imagens
-análise e manipulação de imagens ou informações
-Conceção assistida por computador; e fabrico, ou produção assistida por computador.[28]

- Os dados são adquiridos através de uma variedade de técnicas que captam imagens relevantes, como a digitalização digital ou a fotografia digital. De seguida, é utilizado software para processar, analisar e manipular as imagens. As unidades de fresagem ou as impressoras tridimensionais (3D) são depois utilizadas para fabricar as restaurações ou os componentes de tratamento criados por CAD.

Geral
Princípios

Princípios gerais da tecnologia Cad/Cam

- Os desenvolvimentos que impulsionaram o crescimento da medicina dentária CAD/CAM baseiam-se principalmente nos grandes desenvolvimentos da microeletrónica, que ajudaram a ultrapassar as capacidades. Para facilitar a compreensão, o sistema CAD/CAM divide-se em hardware CAD/CAM e software CAD/CAM.

- **Hardware Cad/Cam**

Memória ↔ Unidade central de processamento (CPU) → Dispositivo de entrada

↓

Dispositivo de saída

- **SOFTWARE CAD/CAM**: A prótese é fabricada pela tecnologia CAD/CAM em três etapas básicas.

- **Digitalização**

A precisão da digitalização é um fator importante, que tem influência no ajuste da restauração fixa. Atualmente, a aquisição de dados é efectuada diretamente na boca do paciente (intra-oral) ou indiretamente após a realização de uma impressão e o fabrico de um molde mestre (extra-oral). Independentemente do modo de digitalização aplicado, os parâmetros clínicos, por exemplo, a saliva, o sangue e os movimentos do paciente, podem afetar a reprodução dos dentes. A digitalização intra-oral permite ao prestador de cuidados dentários obter diretamente os dados dos dentes preparados. Assim, já não é necessário tirar uma impressão e fabricar um modelo de gesso.

O pó de dióxido de titânio ou de óxido de magnésio tem de ser aplicado sobre as superfícies brilhantes e claras dos dentes para evitar reflexos e para criar uma superfície mensurável. A camada de pó aplicada à superfície do dente resulta numa espessura adicional de 13-85 µm. Um estudo in vitro mostrou uma maior precisão da digitalização extra-oral do que no caso da intra-oral.

- Existem dois métodos disponíveis para a digitalização extra-oral.

1. Digitalização de contactos

2. Digitalização ótica

- A exatidão é o grau de veracidade, ou seja, o quão bem o valor medido representa a verdade, enquanto a precisão é o grau de reprodutibilidade, ou seja, a repetibilidade do sistema de medição. Idealmente, um dispositivo de medição é simultaneamente exato e preciso, com medições próximas e bem agrupadas em torno do valor verdadeiro

.

- **Processamento matemático ou desenho assistido por computador (Cad).** Uma imagem tridimensional do coto é produzida no ecrã e pode ser rodada para observação a partir de qualquer ângulo. O software atual permite que a forma da coroa seja concebida selecionando o elemento dentário adequado da biblioteca e, em seguida, modelando a coroa para se adaptar à restante dentição.

- **Fresagem assistida por computador (CAM)** As tecnologias CAM podem ser divididas em três grupos, de acordo com a técnica utilizada:

a. Técnica subtractiva a partir de um bloco sólido - A técnica CAM mais comummente aplicada no fabrico de estruturas para coroas unitárias e FPDs consiste em cortar o contorno a partir de um bloco sólido pré-fabricado industrialmente de diferentes materiais. O tamanho dos blocos de material disponíveis para as unidades de fresagem limita o tamanho das FPDs.

b. Técnica aditiva através da aplicação de material na matriz - Nesta técnica, a alumina ou a zircónia é prensada a seco na matriz e a temperatura é aumentada para uma temperatura semelhante à do estado de pré-sinterização. Nesta fase, o coping alargado e poroso é estável. A sua superfície exterior é fresada com a forma e a coifa desejadas, removida da matriz e sinterizada no forno para queima até à sinterização total.

c. Fabrico sólido de forma livre - Esta categoria inclui novas tecnologias provenientes da área da prototipagem rápida (PR), que foram adaptadas às necessidades da tecnologia dentária. Uma segunda tecnologia com origem na prototipagem rápida é a estereolitografia (Perfactory, Delta Med, Frieberg, Alemanha). Nesta técnica, a restauração é produzida a partir de plástico sensível à luz, que pode ser convertido em qualquer liga desejada com a técnica de fundição. Com esta técnica, também podem ser produzidos splints oclusais e modelos de diagnóstico para implantologia oral. A terceira técnica é a sinterização selectiva a laser, em que os materiais em pó sinterizáveis são construídos para formar restaurações tridimensionais.

- O dispositivo de moagem é composto por duas unidades principais:

(1) elemento de perfuração rotativo com furos intercambiáveis de diferentes formas e diâmetros e velocidade computorizada

(2) uma plataforma móvel à qual é fixado o manequim. A plataforma computorizada pode ser movida em três dimensões, permitindo uma fresagem precisa do coping desejado.

- A fresagem consiste em três etapas:

(1) fresagem grosseira no interior do coping para remover a maior parte do material
(2) fresagem interior fina para aumentar a precisão
(3) fresagem externa em bruto. Factores de produção A gama de precisão para cada passo é de 3-5μm para a digitalização, menos de 5μm para o processamento matemático e 15-25μm para a fresagem. A precisão global pode ser aumentada executando as etapas individuais mais lentamente. Teoricamente, os tempos médios de trabalho dos diferentes procedimentos são de 3-8 minutos para a digitalização, 8-12 minutos para o processamento matemático e 20-25 minutos para a fresagem. É de salientar que o tempo de trabalho efetivo é de aproximadamente 10 minutos, principalmente para a digitalização.

- Os sistemas CAD/CAM disponíveis no mercado podem ser classificados como sistemas de consultório ou de laboratório. Entre todos os sistemas CAD/CAM dentários, a CEREC é o único fabricante que oferece modalidades de consultório e de laboratório. Os sistemas CAD/CAM de laboratório aumentaram significativamente nos últimos 10 anos e incluem o DSC Precident, Procera, CEREC inLab, Lava e muitos outros.[56]

História do CAD CAM

HISTÓRIA DO CAD-CAM NA MEDICINA DENTÁRIA

- Desenvolvidos na década de 1940 para aplicações industriais e de engenharia destinadas a facilitar e acelerar a maquinação de peças complexas em grande número, os sistemas CAD/CAM foram inicialmente utilizados nas indústrias automóvel e aeroespacial.[24]

- O CAD/CAM não foi introduzido na medicina dentária até à década de 1970, quando François Duret concebeu pela primeira vez a forma como estas tecnologias poderiam ser aplicadas à profissão. O seu raciocínio original era que, utilizando máquinas-ferramentas controladas por computador, uma restauração dentária poderia ser fabricada com menos esforço, menos variabilidade e com custos de produção reduzidos. Embora este modelo funcionasse bem noutras indústrias, um desafio fundamental para a utilização do CAD/CAM na medicina dentária era o facto de cada peça - ou restauração dentária - ser exclusivamente diferente, porque tem de se adaptar a uma preparação dentária de um paciente individual.[24]

- A aplicação da tecnologia à criação e fabrico de restaurações dentárias foi mais tarde aperfeiçoada na década de 1980 pelo Dr. Werner Mörmann com o desenvolvimento do Sistema CEREC (Sirona) para restaurações no próprio dia. Ele foi bem sucedido e conseguiu produzir uma restauração inlay em cerâmica utilizando tecnologia assistida por computador, cujo acrónimo significa Chairside Economical Restoration of Esthetic Ceramics. Apesar de muitas dificuldades iniciais neste primeiro esforço (ou seja, criar uma morfologia oclusal detalhada e conseguir um ajuste marginal aceitável), as primeiras restaurações CEREC eram inlays de compósito que eram processados a quente e cimentados com cimento de resina. Os primeiros estudos destas restaurações revelaram uma degradação na margem do inlay de compósito, que foi melhorada com a introdução da cerâmica como material para o fabrico de inlays.

- Com este sistema pioneiro, uma câmara intra-oral era utilizada para medir ou digitalizar a preparação intracoronária do dente, o inlay era então concebido e a restauração esculpida a partir de um bloco sólido de material cerâmico por uma fresadora suficientemente pequena para ser colocada no consultório dentário. Este sistema foi o primeiro sistema operacional capaz de produzir restaurações de cerâmica no mesmo dia e rapidamente se tornou o líder na medicina dentária CAD/CAM.

- O Dr. Matts Andersson desenvolveu subsequentemente um sistema CAD/CAM para a produção de coifas de titânio (NobelProcera® CAD/CAM System, Nobel Biocare). No início dos anos 80, as ligas de metal de base estavam a ganhar popularidade na medicina dentária devido a um aumento drástico no preço do ouro. Houve relatos de reacções alérgicas de pacientes ao níquel presente em algumas destas ligas, juntamente com o risco de exposição à toxicidade do berílio por parte do técnico de prótese dentária. Em resposta a estes efeitos secundários negativos, foi sugerida a utilização de titânio.

- No entanto, as técnicas tradicionais de cera perdida para a fundição de titânio foram consideradas problemáticas, pelo que o Dr. Andersson propôs o fabrico de coifas de titânio por erosão por faísca e facetas de compósito utilizando tecnologias CAD/CAM.

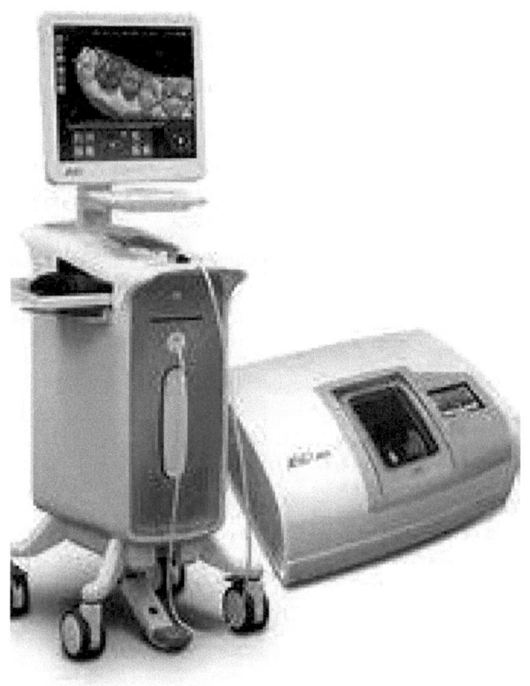

- Isto evoluiu para um sistema de fabrico comercial bem sucedido, através do qual os moldes eram digitalizados, as restaurações desenhadas e os materiais totalmente em cerâmica utilizados para a fresagem em instalações de produção centralizadas. Este conceito de sistemas de produção em rede espalhou-se e foi utilizado por várias empresas. Embora as aplicações de CAD/CAM dentário se tenham expandido para restaurações de múltiplos dentes, pilares de implantes e guias cirúrgicos, e próteses de arcada completa, os primeiros sistemas CAD/CAM estavam limitados a restaurações de um único dente, como inlays, onlays, coroas e facetas. Para além disso, o hardware e o software dos primeiros sistemas apenas permitiam uma visualização bidimensional (2D) das imagens digitalizadas, uma vez que a capacidade do computador associado não era capaz de armazenar os dados necessários para imagens 3D.[24]

EVOLUÇÃO DA CAD-CAM DENTÁRIA

- Desde então, vários fabricantes introduziram "sistemas" CAD/CAM e/ou componentes para consultórios dentários e laboratórios dentários. O hardware CAD/CAM, tal como descrito anteriormente, inclui um scanner digital, um computador e equipamento de produção (por exemplo, unidade de fresagem ou impressora 3D).

- Embora a manipulação da imagem e o desenho da restauração sejam concluídos utilizando software CAD, o fabrico propriamente dito requer software CAM para permitir um processo totalmente automatizado. Atualmente, dependendo do software, as capacidades CAM podem incluir a produção de várias restaurações com base em parâmetros específicos (por exemplo, material, tipo de restauração). Embora o software CAM inicial apenas permitisse variações no material, as opções atualmente disponíveis permitem uma maior produtividade, controlo do processo e eficiência de custos.

- Os "sistemas" CAD/CAM disponíveis para a medicina dentária vão desde sistemas completos que digitalizam, desenham e fresam, até aos que apenas executam determinadas funções, tais como apenas a digitalização digital, o desenho exclusivo de restaurações ou apenas a fresagem de restaurações. Como resultado, atualmente é possível que o fabrico e a produção de restaurações se realizem em três ambientes: no consultório, nos laboratórios dentários e nos centros de fresagem. Entre os "sistemas" completos introduzidos está o E4D Dentist System (anteriormente E4D Technologies), que é agora conhecido como Planscan (Planmeca) em 2008 para dentisteria CAD/CAM no mesmo dia no consultório dentário. A sua inovação diferenciadora foi a sua arquitetura única e aberta que permitiu a integração de componentes selecionados do fluxo de trabalho (por exemplo, scanners digitais, software CAD, unidade de fresagem), em vez de todo o sistema, de acordo com as preferências do utilizador.

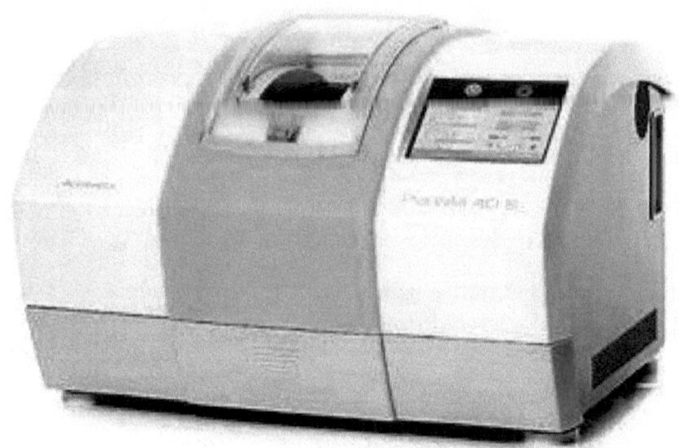

Fig. A Planmeca PlanMill® 40

- Outros sistemas CAD/CAM de consultório (ou seja, na prática dentária) disponíveis atualmente incluem o CEREC ® AC da Sirona, o LAVA™ COS da 3M ESPE, o iTero® da Cadent e o Trios da 3Shape. No entanto, destes, apenas o CEREC AC tem capacidades CAM incorporadas. O LAVA COS, o iTero e o Trios são considerados sistemas de moldagem digital dedicados e autónomos. Para os laboratórios, está disponível a unidade de fresagem CEREC inLab® MCXL.

CAD CAM aplicações em ortodontia

APLICAÇÕES CAD-CAM EM ORTODONTIA

- As aplicações do sistema CAD/CAM em Ortodontia são ilimitadas. A partir de modelos virtuais é possível planear e fabricar dispositivos para ortodontia interceptiva e corretiva com brackets convencionais ou alinhadores transparentes.[28]

- Adicionalmente, há uma melhoria no plano de tratamento interdisciplinar, devido à capacidade de integração de diferentes tecnologias 3D; desta forma, as imagens tomográficas podem ser sobrepostas ao ficheiro STL, permitindo a análise da inclinação da raiz, espessura do osso alveolar e osso basal. Esta integração permite um melhor planeamento virtual do tratamento em situações de cirurgia ortognática, dentes impactados ou extracções.[28]

- É necessária a utilização de um sistema de ajuda ao planeamento de dispositivos ortodônticos rápido, fácil de utilizar, de baixo custo e fiável em termos de resultados finais. As tecnologias baseadas em computador desempenham um papel importante em todos os aspectos da nossa vida quotidiana, bem como na medicina dentária.[11]

- Em ortodontia, estão atualmente disponíveis cinco tecnologias de impressão diferentes,

1. modelação por deposição fundida/fabricação por filamento fundido (FDM/FFF),
2. Estereolitografia (SLA),
3. processamento digital da luz (DLP),
4. sinterização/fusão selectiva por laser (SLS/SLM) e fusão por feixe de electrões (EBM),
5. Jato de aglutinante (BJ) e jato de material[9]

- Apesar de o planeamento e a realização de dispositivos ortodônticos ainda hoje se basearem numa abordagem de tipo artesanal, estão cada vez mais a apropriar-se das tecnologias digitais que estão a mudar a medicina dentária.[11]

- O fluxo de trabalho digital do sistema CAD/CAM prevê 3 etapas:

1) aquisição de scanner para obter modelos digitais 3D
2) Planeamento através de software CAD (desenho assistido por computador) para manipular e planear peças e dispositivos
3) Construção através de CAM (Computer Aided Manifacturing) que permite obter

rapidamente produtos elaborados e estudados no CAD.

- A utilização de modelos digitais 3D determina um salto qualitativo de importância estratégica no domínio dentário. Estes modelos permitem operar virtualmente o paciente para efetuar análises de diagnóstico. Este método permitiu a observação do modelo sob qualquer ângulo, efetuar a rotação relativa das arcadas dentárias, verificar a cinemática mandibular e avaliar, através de visualizações em semi-transparência, a oclusão dentária. Foi garantida a possibilidade de efetuar facilmente verificações dimensionais sobre os modelos sem o problema de utilizar instrumentos de medida tradicionais. A substituição de procedimentos manuais por um sistema virtual reduz os erros sistemáticos. O sistema, produzindo dados digitais, permite facilmente criar uma base de dados reduzindo o espaço necessário para os modelos em giz e os tempos de produção.

- O sistema CAD/CAM é utilizado em dentisteria de restauração, em Prostodontia, Cirurgia Maxilofacial e Ortodontia. Especialmente na cirurgia ortognática, é útil para a preparação do plano de tratamento e para a produção de talas cirúrgicas. Na ortodontia foi criado um novo método de preparação das moldeiras para a colagem indireta[11] .

I. Impressão 3D

- Os registos ortodônticos são um dos principais marcos na terapia ortodôntica. Os registos são essenciais não só para o diagnóstico e o planeamento do tratamento, mas também para o acompanhamento do caso, a comunicação com os colegas e a avaliação dos resultados do tratamento.

- Recentemente, a tecnologia de imagiologia bidimensional (2D), como as radiografias e fotografias cefalométricas e panorâmicas e os modelos de gesso, foi utilizada por rotina. No entanto, existem algumas limitações dos sistemas de imagiologia 2D, como uma quantidade significativa de erros de projeção radiográfica, ampliação, distorção, exposição à radiação, deficiências na identificação de pontos de referência, duplicação imprecisa de medições, variação significativa na posição de pontos de referência, como a sela túrcica, e limitações extremas na avaliação do equilíbrio dos tecidos moles.[1]

- Quando o clínico utiliza imagens 2D para visualizar estruturas anatómicas craniofaciais tridimensionais (3D), aparecem algumas estruturas cefalométricas e pontos de referência que não existem no paciente, tais como a sínfise mandibular, as articulações, a fossa pterigoide e as "cristas-chave". A média de estruturas bilaterais (como as bordas inferiores direita e esquerda da mandíbula) para criar um contorno anatómico unificado (plano mandibular) resulta na perda de informação parassagital e, se presente, na assimetria do paciente. Em resumo, os sistemas de imagiologia 2D não conseguem ultrapassar o facto de a redução de um objeto 3D para uma vista 2D causar perda de dados.[1]

- Após a introdução dos sistemas de imagiologia 3D, foi possível avaliar estruturas em três dimensões anatómicas reais. Além disso, não só os tecidos duros, mas também os tecidos moles da região craniofacial podem ser observados em três dimensões.[1]

- Estes novos sistemas têm várias outras vantagens. Em primeiro lugar, a maioria destes sistemas não é invasiva e, por conseguinte, a repetição de imagens não é uma questão ética. Em segundo lugar, todas as imagens podem também ser armazenadas em formato digital, pelo que o seu arquivamento é muito mais prático e o espaço adicional necessário para o seu armazenamento é assim resolvido. O desenvolvimento de programas de software permite analisar os dados 3D de forma precisa e fiável. Além disso, graças a possibilidades como a função de zoom e rotação, os programas de software são muito fáceis de utilizar.[1]

- Abrange quase todas as especialidades da medicina dentária, incluindo a ortodontia. Entretanto, foi desenvolvido um número crescente de biomateriais imprimíveis, contribuindo assim significativamente para quase todos os domínios da medicina dentária.[9]

- O objetivo da aplicação dessa tecnologia na Ortodontia é reduzir o tempo de cadeira e de laboratório do profissional, além de tornar os tratamentos mais rápidos, previsíveis, estéticos e confortáveis para os pacientes. Mesmo com todos os benefícios advindos do fluxo de trabalho digital, os ortodontistas ainda subutilizam a tecnologia em sua prática, talvez por falta de conhecimento técnico para introduzi-la e pelo seu alto custo[28]

- A substituição da moldagem tradicional pelo scanner intra-oral representa uma mudança de paradigma. A captura direta da topografia da superfície das arcadas dentárias abre um universo virtual de possibilidades e benefícios para a Ortodontia clínica.

- Os sistemas de Desenho Assistido por Computador/Fabricação Assistida por Computador (CAD/CAM), introduzidos na Ortodontia em 2001, permitiram a otimização dos processos laboratoriais e a previsibilidade do tratamento ortodôntico. A posição "ideal" de cada acessório, determinada pelo software, é transferida para o modelo tridimensional (3D) inicial do paciente em O desenvolvimento de novas tecnologias digitais ajudou o sistema CAD/CAM.[12]

- Os sistemas de imagem 3D são especialmente favoráveis para pacientes com síndromes e anomalias craniofaciais , como a fenda labial e palatina (FLP). Este grupo de doentes é frequentemente tratado durante um longo período que começa na infância e só termina na idade adulta, é submetido a várias cirurgias e requer o tratamento de especialistas de várias disciplinas ou, por outras palavras, abordagens interdisciplinares.

- Os planos de tratamento têm de envolver a dentição, a posição do tecido duro da mandíbula, bem como a posição do osso facial e o tecido mole de cobertura. Embora os estudos Eurocleft e Americacleft tenham proposto a documentação em determinados períodos de tempo, as diretrizes baseiam-se em registos 2D, exceto os moldes dentários 3D. No entanto, têm sido publicados cada vez mais estudos sobre a introdução, as vantagens em relação à 2D e as indicações dos sistemas de imagiologia 3D das equipas de tratamento de doentes craniofaciais.

- No entanto, em comparação com os sistemas 2D, o custo e também a dose de radiação de alguns desses sistemas de imagem 3D são altos e devem ser considerados pelos especialistas antes da indicação. Portanto, o objetivo da presente revisão é resumir o sistema de imagem 3D na prática ortodôntica diária e enfatizar as áreas de indicação, especialmente em pacientes com anomalias craniofaciais.[1]

- Sassani e Robert relataram que era possível utilizar técnicas de CAD/CAM para construir placas de base de **aparelhos ortodônticos**, mas afirmaram que não era possível incorporar fios nas peças construídas.[8]

II. RETENTORES-

- A tecnologia CAD/CAM também permitiu o desenvolvimento de **retentores**. O retentor lingual CAD/CAM é colocado digitalmente, o que permite uma posição particularmente melhorada, uma maior precisão de ajuste e uma adaptação interproximal. Provoca menos irritabilidade da língua e evita interferências oclusais. O fio retangular de níquel-titânio oferece uma melhor flexibilidade, melhorando o movimento fisiológico dos dentes. Além disso, o fio é eletropolido, tornando-o liso e resistente à corrosão, reduzindo o crescimento da placa bacteriana.[20]

- Surgiram novas oportunidades para fabricar retentores tridimensionais de desenho assistido por computador/fabricação assistida por computador (CAD/CAM 3D) a partir de blocos de titânio através da tecnologia de corte digital. Estas novas tecnologias têm de cumprir os requisitos relativos ao planeamento digital e à precisão da posição.[21]

- Apesar do benefício em relação à estabilização do dente, o retentor de fio de aço multiarticulado pode estar associado a efeitos colaterais indesejáveis, como movimentos dentários auto-infligidos (efeito x, efeito de torção), fraturas do retentor, defeitos no local de colagem, acesso limitado a instrumentos de higiene, bem como conforto limitado do paciente. Enquanto os retentores redondos de fio de aço inoxidável colados apenas aos caninos são um método fiável para a retenção dos dentes anteriores inferiores, parecem ser insuficientes para o maxilar superior devido ao seu maior diâmetro e ao seu carácter de estabilização passiva. e ao seu carácter de estabilização passiva. No entanto, como a maioria dos pacientes espera uma posição dentária estável para toda a vida após o tratamento ortodôntico ativo, os procedimentos fiáveis de retenção permanente também se tornaram importantes no maxilar superior.

- Neste contexto, os novos retentores concebidos e fabricados por computador (CAD/CAM) parecem ser uma alternativa inovadora aos retentores linguais multiestratos no maxilar superior. Todos eles tiram partido de um processo de desenho preciso e personalizado assistido por computador. No entanto, os métodos de produção possíveis são muito diversos e vão desde técnicas de dobragem robotizadas a fresagem CNC (controlo numérico computorizado), corte a laser ou a jato de água e sinterização de metal a laser. Alguns destes métodos estão limitados a um desenho horizontal. Especialmente os aparelhos de contenção CAD/CAM com um desenho individual tridimensional são capazes de considerar o espaço potencialmente limitado no maxilar e combinar todos os benefícios dos aparelhos de contenção. Por exemplo, um elevado nível de conforto do paciente, locais de adesão finos, limitação reduzida da higiene oral, estabilidade a longo prazo, menos efeitos secundários, redução de defeitos no local de ligação e taxas de fratura, bem como estabilização fiável da zona estética no maxilar anterior.

- De acordo com o fabricante, um esboço virtual do retentor CAD/CAM de titânio de grau 5, considerando as três dimensões, é projetado inicialmente, antes de ser cortado a partir de uma peça bruta de titânio de grau 5. Por esta razão, por exemplo, a dimensão vertical pode ser modificada de acordo com a situação clínica; assim, o retentor pode ser inserido mesmo em situações anatomicamente adversas.

- **Fabrico de retentores**

➢ Podem ser efectuadas digitalizações intra-orais do maxilar superior e inferior, incluindo um registo da mordida, utilizando a Primescan, após tratamento ortodôntico prévio e consentimento escrito. Utilizando os conjuntos de dados STL, as impressões digitais podem ser transferidas para um fabricante comercial personalizado de desenho assistido por computador/fabricação assistida por computador (CAD/CAM) de alta precisão. Em primeiro lugar, o fabricante forneceu esboços virtuais dos retentores CAD/CAM que tinham em conta a extensão e a posição do retentor, utilizando imagens de ecrã.

➢ Após a confirmação da configuração virtual pelo médico, o prime4me® RETAIN3R é cortado numa fresadora de 5 eixos a partir de uma peça bruta de titânio (grau 5) e polido pelo fabricante personalizado. Este processo de produção permite um design 3D individual, incluindo ajustes verticais. Posteriormente, o retentor é

enviado ao consultório ortodôntico juntamente com o conjunto de dados STL, que incluía o projeto digital do retentor.[21]

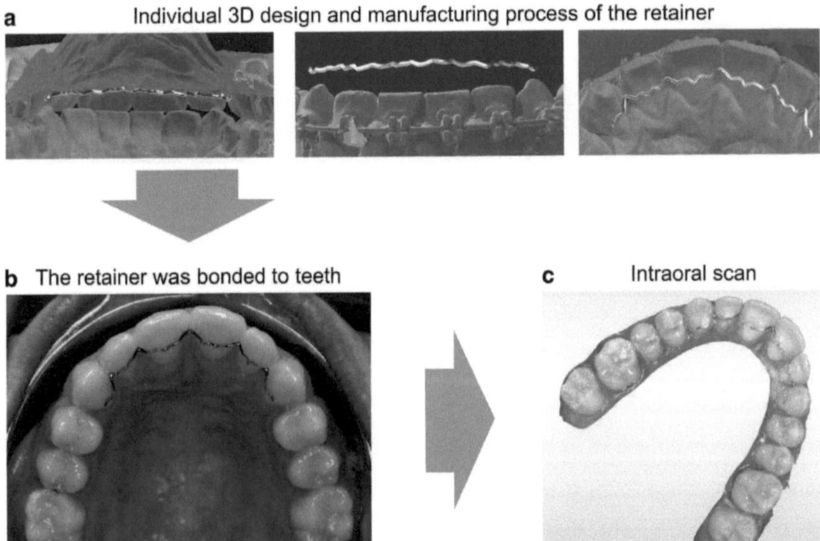

FIG:- Inserção do retentor. **a** Impressões do retentor individual e virtualmente concebido antes do processo de fabrico. **b** O retentor foi adaptado aos dentes utilizando cinco roscas e colado com uma resina composta fotopolimerizável de baixa viscosidade. **c** Foi efectuado um exame intra-oral final após a inserção utilizando o Primescan para registar a posição definitiva

- A tecnologia informática também permitiu novos métodos de **colagem indireta**. Os brackets são posicionados num modelo dentário virtual 3D; depois, esta tecnologia gera informação sobre a sua localização e, subsequentemente, esta é transferida indiretamente para os dentes. Um procedimento protótipo indicou a redução do tempo de consulta dentária e a melhoria da precisão.[20]

III. Alinhadores produzidos por tecnologias CAD-CAM

- A incorporação da tecnologia digital revolucionou a prática e os aparelhos utilizados em ortodontia. Tal como noutros campos da medicina dentária, os sistemas CAD-CAM envolveram-se na ortodontia e no tratamento com alinhadores. Invisalign®, sendo o sistema de alinhadores mais conhecido, tornou-se um nome genérico para outros sistemas de alta qualidade que utilizam a tecnologia CAD-CAM.
Este sistema é conhecido por ser a tecnologia de alinhadores transparentes mais sofisticada e mais utilizada atualmente.[29]

- Com o recente aumento de adultos que procuram tratamento ortodôntico, tem havido um aumento correspondente na procura de aparelhos que sejam mais estéticos e mais confortáveis do que os aparelhos fixos convencionais. Tal como acontece com os sistemas de aparelhos fixos, o termo Clear Aligner Therapy (CAT) engloba uma vasta gama de aparelhos com diferentes modos de ação, métodos de construção e aplicabilidade a vários tratamentos de má oclusão.

- Todos partilham a utilização de alinhadores transparentes de plástico termoformado que cobrem muitos ou todos os dentes, mas, a partir desse ponto comum, existem grandes e significativas
`diferenças que afectam a capacidade de um determinado sistema para tratar uma vasta gama de problemas ortodônticos.
- A terapia com alinhadores transparentes foi inicialmente introduzida para tratar apenas pequenas irregularidades na posição dos dentes. Alguns sistemas de alinhadores permanecem deliberada e explicitamente limitados à correção de pequenas irregularidades posicionais, enquanto outros afirmam também tratar más oclusões complexas. As provas clínicas publicadas que apoiam estas afirmações são inexistentes ou, na sua maioria, muito aquém das provas científicas de alto nível. No entanto, muitos sistemas de terapia Clear aligner são comercializados diretamente ao público e alguns (CrystalBraces, Smile CareClub) nem sequer requerem a intervenção de um dentista em qualquer fase do processo.[55]

- Incorporando movimentos dentários CAD CAM 3D, um planeamento de tratamento interativo 3D computorizado e design de aparelhos, acessórios de resina colada e possivelmente caraterísticas adicionais, concebidos para movimentos dentários mais complexos e abrangentes, melhor controlo da posição dos dentes em todos os planos do espaço, estes produtos incluem Invisalign, ClearCorrect, ClearPath, eCligner, K Line e Orthocaps.

- O aparelho de terapia com alinhadores transparentes mais complexo atualmente disponível é o Invisalign - que oferece a utilidade de submeter uma digitalização ou impressão, um plano de tratamento computorizado ajustável pelo médico (com um elevado grau de pormenor) e a conceção do aparelho, a manipulação de modelos 3D computorizados com um elevado nível de precisão, e alinhadores dentários de pressão que são acompanhados por uma vasta gama de tipos de fixação especificamente analisados e concebidos por computador, rampas de mordida anterior e cortes de precisão e recortes de botões para facilitar a incorporação do uso de elásticos no tratamento, e braços e cristas de força para um melhor controlo axial da raiz e do tor que, respetivamente. Os alinhadores incluem também pontos de pressão para ajudar nos movimentos de verticalização e de intrusão dentária mais difíceis.[55]

- **VARIEDADE**

Uma pesquisa na Internet por "alinhadores transparentes" irá gerar uma lista de marcas de numerosas empresas, todas elas abrangidas pelo conceito de "alinhadores transparentes". Estas podem ser agrupadas nas seguintes categorias:

A- Movimentação dentária menor (MTM) com aplicabilidade clínica limitada:-

Posicionada como uma alternativa mais económica e rápida ao tratamento ortodôntico completo, esta categoria inclui produtos como o Originator, Simpli 5, MTM Clear Aligner e Clearguide System.

B- Alternativas diretas ao consumidor

Tratamento "ao domicílio" para o paciente com um profissional de medicina dentária que pode, eventualmente, supervisionar à distância. Posicionada como uma solução "cómoda e 50% mais barata", esta categoria inclui o Crystal Braces e o Smile Care Club.

C-Faça os seus próprios alinhadores:-

O software de planeamento de tratamentos em 3D, integrado com scanners e impressoras 3D, permite o fabrico completo em casa ou em laboratório. Os produtos disponíveis incluem o Orchestrate, o 3 Shape e o Suresmile.

IV. Precisão dos mini-implantes ortodônticos palatinos colocados por guias cirúrgicos baseados em CAD-CAM-

- A utilização da ancoragem esquelética oferece novas soluções para problemas complexos na prática clínica ortodôntica. Tem-se tornado cada vez mais importante devido à sua independência da cooperação do paciente e à sua possibilidade de aplicar forças contínuas nos dentes sem efeitos adversos indesejados. Os locais adequados para inserção incluem o osso alveolar interradicular nos maxilares superior e inferior e o palato anterior na maxila. Este último tornou-se a região preferida para a colocação de mini-implantes ortodônticos (OMIs), principalmente devido à ausência de raízes dentárias e devido ao seu suprimento ósseo suficiente. No entanto, este facto varia significativamente em função da idade e do sexo do paciente.[5]

- O ideal é que a inserção seja feita mediana ou paramediana à sutura palatina e próxima ao terceiro par de rugas palatinas. Os mini-inplantes ortodônticos são indicados em diversas situações, como movimentação anteroposterior de dentes, fechamento de espaços e intrusão de molares, e ampliaram muito o espetro do tratamento ortodôntico. No entanto, em pacientes com dentes ectópicos, fissura labiopalatina e disponibilidade óssea palatina reduzida, a inserção de mini-implantes ortodônticos pode ser um desafio.

- O planeamento digital da inserção do mini-implante reduz os efeitos adversos indesejados, tais como possíveis lesões nas superfícies radiculares ou a perda do implante atribuída a uma má qualidade óssea. Além disso, a utilização de um guia cirúrgico (SG) para inserir o mini-implante ortodôntico planeado digitalmente tem o potencial de atingir a profundidade de inserção óssea ideal e o paralelismo entre múltiplos mini-implantes8 para um processo clínico previsível. Uma vez que a posição dos mini-implantes ortodônticos pode ser crucial para o seu sucesso, as guias cirúrgicas são ferramentas úteis.[5]

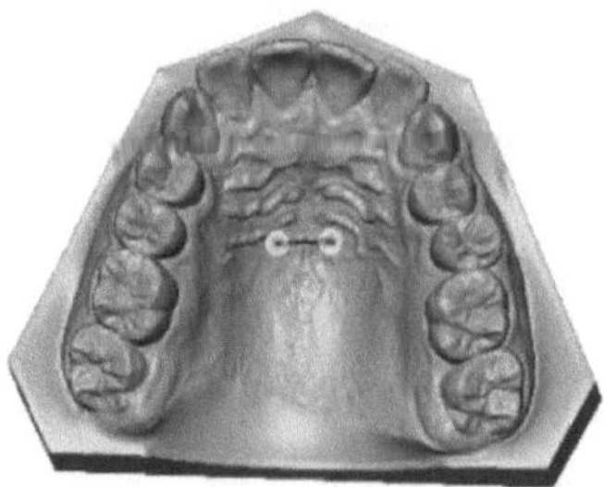

Fig:- Modelo de simulação

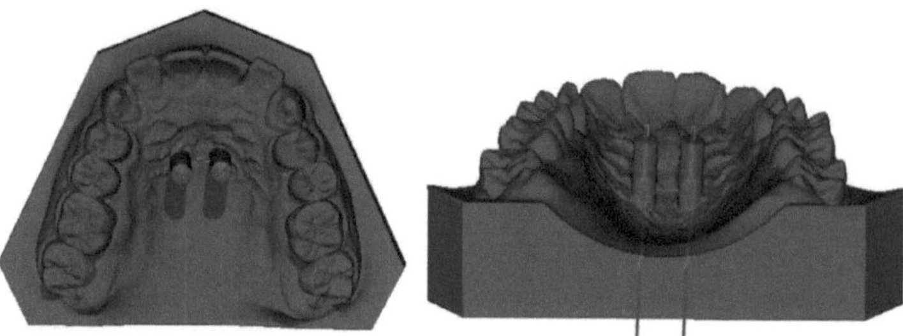

Fig:- Modelo de posição para o fabrico convencional de SG

- Foram feitas digitalizações intra-orais de pacientes com um scanner ótico (TRIOS 3W, 3Shape, Copenhaga, Dinamarca) importadas como ficheiros de estereolitografia (STL) para o software ortodôntico OnyxCeph , e foram adicionados os correspondentes cefalogramas laterais. O módulo integrado TADmatch permite o planeamento digital de OMIs. Para isso, os arquivos STL foram encaixados e fundidos com o respetivo cefalograma lateral, utilizando como pontos de referência a borda incisal do incisivo central e a cúspide mesiovestibular do primeiro molar.

- Através da sobreposição dos dois conjuntos de dados, a inclinação dos dentes anteriores e, consequentemente, as posições das suas raízes foram reveladas no modelo virtual para localizar as posições dos mini-implantes ortodônticos com uma distância de segurança suficiente em relação às estruturas circundantes e em relação ao fornecimento de osso disponível. O modelo tridimensional (3D) correspondente foi então utilizado para a inserção virtual dos mini-implantes ortodônticos, resultando no chamado modelo de simulação. Com base na posição planeada, pode ser criado um "modelo de posição" para fabricar posteriormente a guia de inserção cirúrgica convencional.[4]

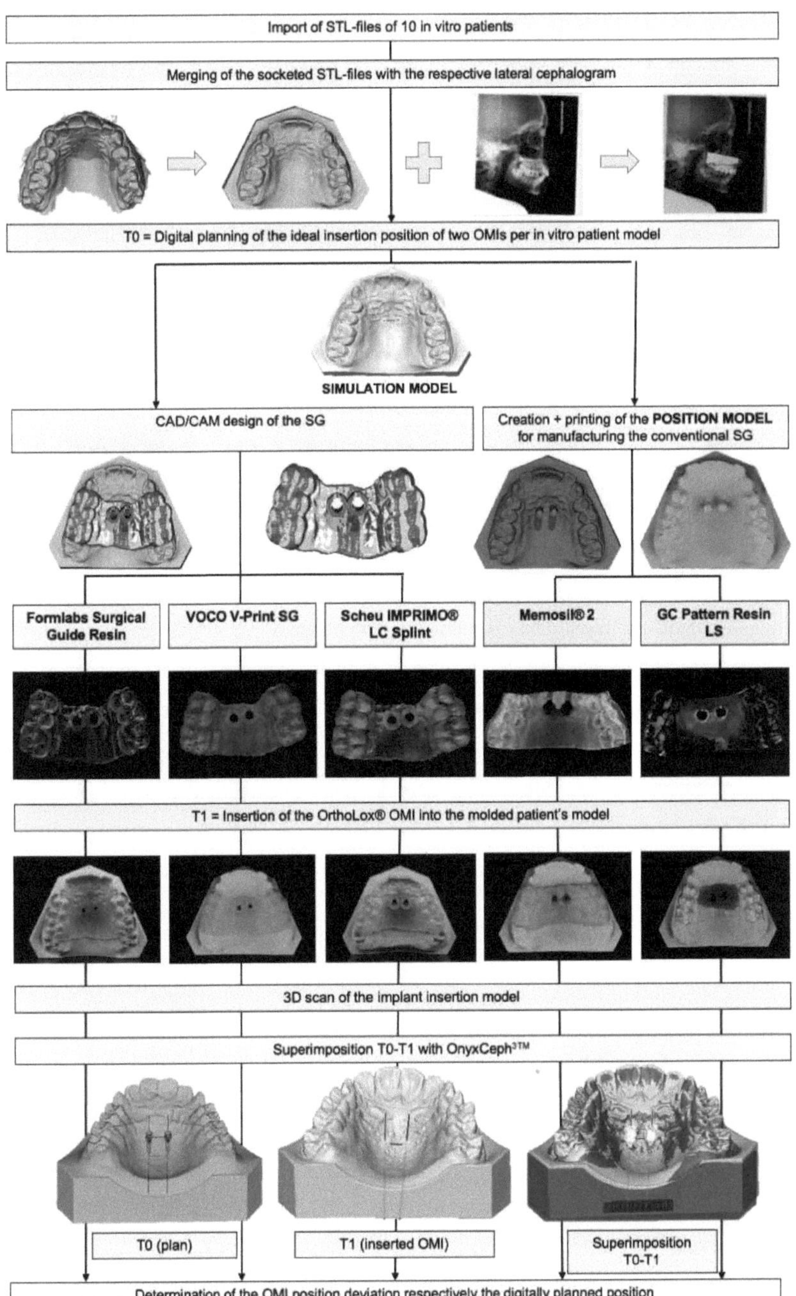
Import of STL-files of 10 in vitro patients
Merging of the socketed STL-files with the respective lateral cephalogram
T0 = Digital planning of the ideal insertion position of two OMIs per in vitro patient model
SIMULATION MODEL
CAD/CAM design of the SG
Creation + printing of the POSITION MODEL for manufacturing the conventional SG
Formlabs Surgical Guide Resin
VOCO V-Print SG
Scheu IMPRIMO® LC Splint
Memosil® 2
GC Pattern Resin LS
T1 = Insertion of the OrthoLox® OMI into the molded patient's model
3D scan of the implant insertion model
Superimposition T0-T1 with OnyxCeph³™
T0 (plan)
T1 (inserted OMI)
Superimposition T0-T1
Determination of the OMI position deviation respectively the digitally planned position

V. LIGAÇÃO INDIRECTA

- Uma dificuldade técnica comum enfrentada pelos ortodontistas é o posicionamento dos braquetes na técnica de colagem direta (DB). A variação da morfologia dentária, a dificuldade de visão direta da estrutura anatômica, o controle dos tecidos moles bucais somados à subjetividade podem determinar variações na posição final dos dentes. Os erros de colagem dificultam a expressão dos ajustes vestíbulo-linguais, angulações e inclinações "ideais" embutidos nos braquetes pré-ajustáveis. A técnica de colagem indireta dos brackets (IB) permitiu melhorar a precisão da colagem dos acessórios e revelou-se um método vantajoso em relação ao método convencional de colagem direta. O desenvolvimento de novas tecnologias digitais ajudou a Ortodontia a alcançar uma maior precisão.

- Os sistemas CAD/CAM (Computer Aided Design/Computer Aided Manufacturing), introduzidos na Ortodontia em 2001, permitiram a otimização dos processos laboratoriais e a previsibilidade do tratamento ortodôntico. A posição "ideal" de cada acessório, determinada pelo software, é transferida para o modelo tridimensional (3D) inicial do paciente, sobre o qual é produzido pelo sistema CAD/CAM um dispositivo de transferência para os brackets IB. A criação de uma base individualizada em resina, os pads, quando necessário, permite a correção do posicionamento dos dentes nos três planos do espaço. Esta prerrogativa pode diminuir significativamente o tempo e os custos do tratamento devido à menor necessidade de dobras de acabamento.[8]

Software CAD CAM para impressão

SOFTWARE CAD-CAM PARA IMPRESSÃO 3D

- Um modelo digital requer preparação antes da impressão tridimensional. Depois de remover o excesso de dados, o operador deve reparar quaisquer orifícios, ajustar a altura da base, esvaziar o interior e imprimir um identificador do doente. Como o software fornecido com a impressora 3D pode não ser capaz de efetuar todas estas manipulações, são necessários outros programas de software de desenho e fabrico assistido por computador (CAD/CAM).[14]

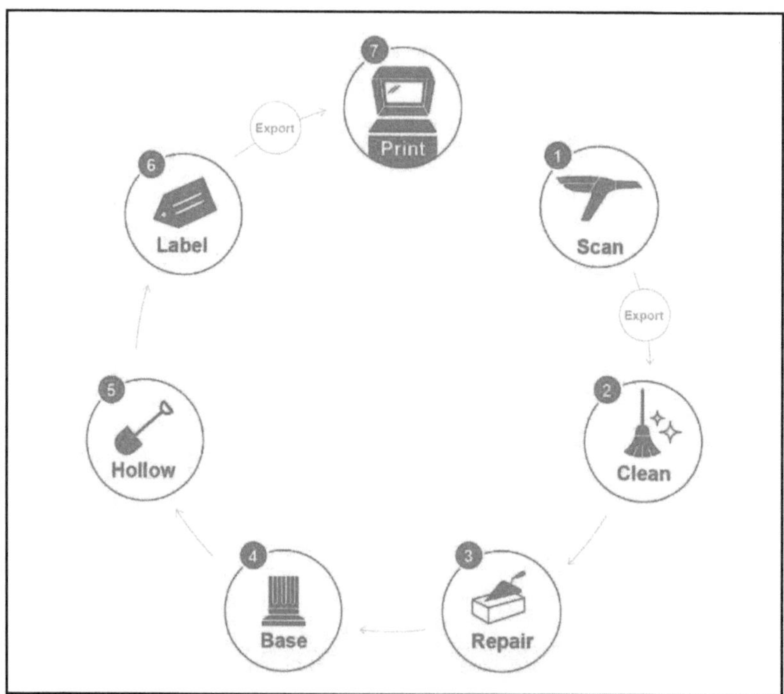

FIG Etapas de hardware e software necessárias para preparar o ficheiro STL para impressão 3D.[14]

- **Compreender a STL**

➢ STL é um formato de ficheiro desenvolvido em 1987 por Charles Hall para suportar a sua impressora 3D estereolitográfica. Acredita-se que a sua extensão de ficheiro, STL, seja uma abreviatura da palavra "stereolithography" (estereolitografia) ou um acrónimo de Standard

Linguagem de Tesselação ou Linguagem de Triangulação Standard.

- O ficheiro STL tornou possível a transferência de um modelo 3D do ecrã de um computador para uma impressora 3D. Mesmo após 30 anos de utilização, o STL continua a ser o tipo de ficheiro mais utilizado nos scanners intra-orais.[14]

- O STL descreve a superfície de um modelo 3D utilizando uma matriz de triângulos ligados para recriar a geometria da superfície. Esta triangulação de uma superfície provoca a facetação do modelo 3D. Embora os tipos de ficheiros mais recentes possam fornecer dados mais detalhados, a principal vantagem do STL é a sua simplicidade. O STL baseia-se em código-fonte aberto e está disponível gratuitamente, o que significa que qualquer pessoa pode inspecionar, melhorar ou partilhar um ficheiro STL. O seu formato universal permite que o STL funcione com quase todos os programas de software CAD e impressoras 3D. Além disso, os seus gráficos vectoriais (triangulares) permitem a escalabilidade sem qualquer perda de resolução. O ficheiro STL é talvez o item mais importante no fluxo de trabalho de impressão 3D[14]

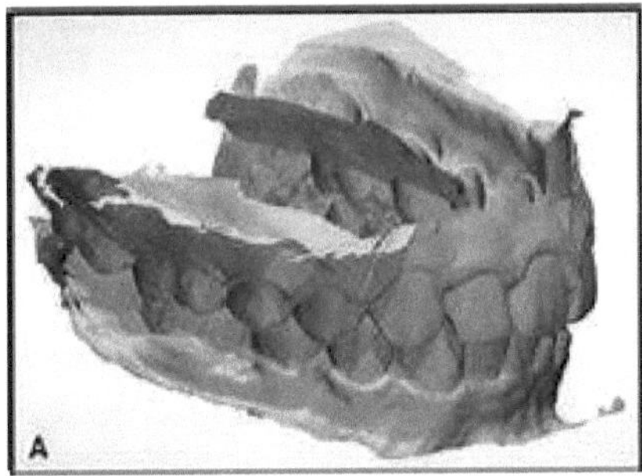

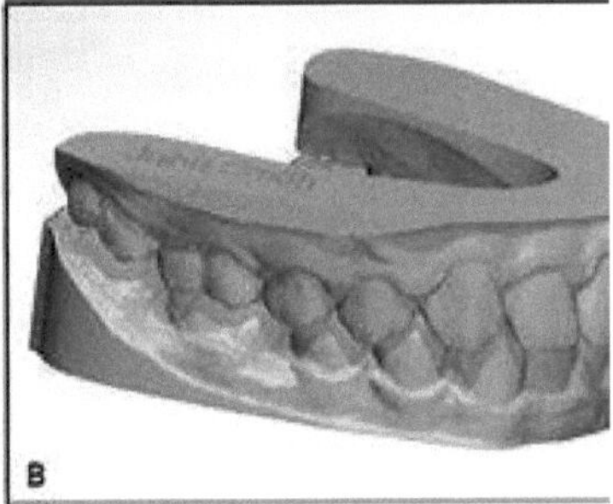

Fig.A- Ficheiro STL em bruto da digitalização intra-oral

Fig.B - Modelo digital limpo e reparado pronto para impressão 3D

- A simplicidade do STL tem alguns inconvenientes. O formato de ficheiro descreve apenas a geometria da superfície, pelo que não há representação da cor; os itens podem ser impressos apenas numa única cor. Além disso, o STL não fornece informações de direitos de autor, segurança de ficheiros ou a capacidade de detetar erros na malha de superfície.[14]

- **Tipos de produção CAD CAM**

As restaurações CAD CAM podem ser produzidas de três formas diferentes.

a) Produção em cadeira

b) Produção laboratorial

c) Produção centralizada

1. Produção do lado da cadeira:

Envolve a realização de uma impressão na cadeira e, em seguida, a produção da restauração ao mesmo tempo. Não requer o envolvimento do laboratório e o(s) paciente(s) pode(m) ter a sua restauração na mesma consulta. Obviamente, poupa tempo, mas é dispendioso e implica custos adicionais para o paciente.[33]

2. Produção laboratorial:

É um pouco semelhante ao método convencional. O dentista tira a impressão e envia-a para o laboratório, onde os outros trabalhos são efectuados pelo técnico de laboratório.[33]

3. Produção centralizada:

Na produção centralizada da restauração, é efectuada uma impressão e um molde mestre é digitalizado no laboratório, sendo depois enviado para um laboratório externo através da Internet. Nesse laboratório externo, a restauração final é fabricada e enviada de volta ao dentista. A ideia é correta no sentido em que requer um digitalizador e software apenas para executar os passos iniciais e obter uma restauração de alta qualidade.[33]

Vantagens e desvantagens

VANTAGENS:

Vantagens dos sistemas CAD/CAM:

- Não há necessidade de impressões tradicionais quando são utilizados scanners intra-orais.
- Menos visitas .
- Necessita de menos procedimentos manuais no laboratório.[11]
- Precisão: enquanto os modelos tradicionais podem apresentar erros técnicos e distorções, os modelos impressos em 3D podem ser mais precisos, uma vez que envolvem menos passos e nenhum trabalho manual.
- Conforto para o paciente: o processo de digitalização pode ser mais confortável para os pacientes do que a técnica de moldagem tradicional.
- Redução dos tempos: devido à ausência de impressões analógicas, os clínicos podem enviar diretamente ficheiros STL digitais aos técnicos, resultando num fluxo de trabalho digital muito mais rápido em comparação com o tradicional.
- Gestão de defeitos: durante a elaboração do modelo digital adquirido, podem ser resolvidos eventuais defeitos de digitalização, garantindo uma progressão correta para a impressão de um produto fiável.[31]
- Redução dos custos ambientais: considerando que as impressões dentárias tradicionais são evitadas ao substituí-las por ficheiros STL, o fluxo de trabalho digital reduz inevitavelmente o número de materiais que teriam de ser especificamente eliminados. Por conseguinte, os custos ambientais são significativamente reduzidos[31]
- Aplicações de novos materiais - As cerâmicas de alta resistência, que se espera que venham a ser os novos materiais para estruturas de PPF, têm sido difíceis de processar utilizando tecnologias convencionais de laboratório dentário. Por conseguinte, este facto desafiou a aplicação do processamento CAD/CAM. Devido à utilização bem sucedida de coroas totalmente em cerâmica, os sistemas totalmente em cerâmica tornaram-se uma opção de tratamento viável
- Eficácia temporal
- Redução da mão de obra
- Controlo de qualidade
- Os pacientes sentem frequentemente irritação, sensibilidade e/ou dificuldade em limpar os dentes temporários. Com este sistema, os provisórios tornam-se obsoletos,

fazendo com que os tempos de transição desconfortáveis e inestéticos passem a ser uma coisa do passado. Além disso, há uma menor probabilidade de invasão bacteriana durante esta fase, menor stress pulpar resultante de limpeza excessiva, secagem ou trauma, e menor necessidade de manipulação adicional do dente.

- Nem sempre é possível para o dentista criar uma arcada completa de preparações exatamente paralelas. O computador pode calcular, projetar e construir as coifas, que podem ser cimentadas para produzir uma ponte bem assente.
- A digitalização de uma imagem e a sua visualização num ecrã de computador permite ao dentista rever a preparação e a impressão, e fazer ajustes imediatos à preparação e/ou refazer a impressão, se necessário, antes de esta ser enviada para a unidade de fresagem ou para um laboratório. Isto garante que não haverá chamadas de um laboratório a informar que a impressão está defeituosa. Esta revisão, bem como a visualização de um preparo várias vezes o seu tamanho normal num ecrã, pode resultar em preparos melhorados.
- Uma impressão digital também significa que os pacientes não têm de utilizar material de impressão e moldeiras, poupando-lhes desconforto.
- Ao utilizar o zircónio como pilar do implante, é permitida a transmissão de luz para o sulco gengival, impedindo assim que o cinzento das peças metálicas opacas seja visível através do tecido peri-implantar.

Limitações dos sistemas CAD/CAM :

- Custo elevado.
- Necessidade de conhecer a tecnologia[11]
- Custos: as despesas de aquisição da impressão 3D e do hardware são significativamente mais elevadas em comparação com o fluxo de trabalho analógico.
- Curva de aprendizagem mais longa: é necessária formação específica para que os clínicos se familiarizem com a utilização dos scanners intra-orais para obter uma digitalização correta, garantindo um resultado correto de todo o processo.
- A necessidade de recorrer a laboratórios técnicos específicos: os clínicos que trabalham com um fluxo de trabalho digital só podem ter em conta os laboratórios que dispõem das tecnologias necessárias.[31]

- Risco para a saúde: devem ser seguidos procedimentos específicos ao manusear resinas não curadas e solventes de limpeza para evitar irritações cutâneas causadas por estes materiais. No entanto, outros aspectos devem ser avaliados no que respeita à eventual toxicidade das resinas impressas em 3D. Em particular, as resinas monoméricas são reconhecidas como tóxicas, apesar de a sua forma polimérica geralmente não o ser.[31]
- A principal consideração numa aquisição de CAD/CAM é a duração da curva de aprendizagem, que pode variar entre alguns dias e vários meses e pode resultar na perda de produção do consultório e na perda de tempo de tratamento dos pacientes.
- Outro grande problema é a possibilidade de a equipa dentária resistir à utilização do sistema e a falta de confiança do médico na utilização de um sistema informatizado.
- Os custos de capital destes sistemas são bastante elevados e é necessária uma produção rápida e em grande escala de restauro de boa qualidade para alcançar a viabilidade financeira.
- Corresponder a cor do dente do paciente aos blocos de materiais utilizados para fabricar as restaurações pode ser, inicialmente, um desafio para o dentista.
- Alguns sistemas CAD/CAM dependem da captura de margens para digitalização, o que torna a captura de margens subgengivais um desafio.
- O CAD/CAM é uma tecnologia em constante evolução. É de esperar que haja actualizações e melhoramentos. O software existente não demora muito tempo a tornar-se obsoleto. É aconselhável questionar há quanto tempo a tecnologia está no mercado e quando é que uma revisão estará disponível. Assim, o dentista pode ter de orçamentar despesas mensais para apoio técnico e atualização de software.

Conclusão

CONCLUSÃO

- Não há dúvida de que a aplicação da tecnologia CAD/CAM na medicina dentária proporciona um serviço dentário inovador e de ponta e contribui para a saúde e a qualidade de vida das pessoas em sociedades envelhecidas. Como concluiu Duret, "os sistemas continuarão a melhorar em termos de versatilidade, precisão e rentabilidade, e farão parte da prática dentária de rotina nos próximos tempos".[56]

- Atualmente, as tecnologias digitais, como o sistema CAD/CAM, estão cada vez mais presentes na conceção e execução de aparelhos dentários, conduzindo a medicina dentária a uma nova era. Graças à simplificação do fluxo de trabalho, conduziu a uma redução do tempo de trabalho.

- A presente revisão tem como objetivo destacar as potencialidades do fluxo de trabalho digital em medicina dentária, englobando a utilização da impressão 3D. Nos últimos anos, muitos mais clínicos estão a enfrentar uma revolução na sua atividade clínica com uma redução que pressupor uma mudança significativa com uma transição progressiva da medicina dentária analógica para a digital. Isto requer uma familiarização importante com software e tecnologias, tanto para dentistas como para técnicos de prótese dentária. Várias vantagens estão associadas à impressão 3D, como a exatidão, o conforto do paciente, os tempos mais curtos e a redução dos custos ambientais. Por outro lado, ainda existem algumas desvantagens relacionadas com esta tecnologia (por exemplo, custos, curva de aprendizagem mais longa, necessidade de recorrer a laboratórios técnicos específicos e risco para a saúde), pelo que deve ser efectuada mais investigação para melhorar estas deficiências.

- Com base nesta consideração, o fluxo de trabalho digital irá provavelmente passar por uma maior expansão do ponto de vista clínico, e isto não só na ortodontia, mas em quase todos os campos da medicina dentária. Por conseguinte, deve ser realizada investigação futura centrada nas propriedades mecânicas dos materiais impressos em 3D, para selecionar o material com melhor desempenho para a aplicação específica e expandir ainda mais a gama de aparelhos dentários que podem ser impressos em 3D para utilização clínica.[31]

- A diminuição dos trabalhos manuais substituídos pelo computador e a implementação de um método preciso e reprodutível permitiram uma redução dos erros, proporcionando ao paciente uma melhor qualidade de tratamento.

- A utilização de um scanner intra-oral permite a remoção de modelos de gesso, mas o seu preço é ainda elevado, sendo uma tecnologia relativamente recente. O objetivo é desenvolver um sistema de ajuda ao desenho de dispositivos ortodônticos que seja rápido, fácil de usar, económico e fiável em termos de resultados finais.

- No que diz respeito à aplicação da tecnologia CAD/CAM no campo da ortodontia, a verdadeira melhoria foi um novo método de preparação de moldeiras para a colagem indireta. As principais vantagens deste novo método, em comparação com a colagem indireta tradicional, são a diminuição das fases de fabrico e a otimização do posicionamento dos brackets proporcionada pela tecnologia CAD/CAM. Isto leva o dentista a poupar tempo. Um potencial limite das moldeiras de prototipagem rápida {RPT} é a impossibilidade de corrigir a posição do bracket devido à presença da moldeira durante o procedimento de colagem. Uma posição incorrecta do bracket no modelo 3D só pode ser descoberta após a remoção da moldeira. A presença de pasta fotopolimerizável à volta do bracket só pode ser detectada após a remoção da moldeira. Por isso, é necessário aplicar uma quantidade adequada de pasta adesiva.

- Quanto às desvantagens, podemos declarar que a tecnologia CAD/CAM prevê um investimento económico elevado, pelo que não é acessível a todos e o domínio da tecnologia. São necessários ensaios aleatórios controlados para comparar a eficácia desta técnica com as técnicas tradicionais.[11]

- As técnicas de imagiologia 3D são muito úteis para a prática ortodôntica de rotina. Estas técnicas melhoram o tratamento, permitindo obter informações de diagnóstico mais pormenorizadas sobre casos específicos, tais como pacientes com anomalias craniofaciais. A TCFC tem uma área de utilização bastante alargada, especialmente para avaliar o esqueleto craniofacial e patologias relacionadas; no entanto, devido à elevada dose de radiação, recomenda-se que as indicações sejam consideradas com precaução. Como já foi referido, a utilização da TCFC em doentes com fissura é uma das principais indicações suportáveis. Embora os sistemas não invasivos, como a estereofotogrametria, o scanner a laser, o scanner intra-oral e a ressonância magnética, sejam adequados para todos os doentes, há que ter em conta o seu elevado custo.

- Os moldes dentários digitais são ferramentas de fácil utilização para avaliar a dentição. Em geral, à medida que todas as técnicas de imagiologia 3D são desenvolvidas e se tornam uma rotina, o tempo de cadeira para registos ortodônticos completos, a perda de registos e o problema de armazenamento serão reduzidos, e a comunicação interdisciplinar será melhorada. Embora ainda sejam necessárias diretrizes baseadas em evidências para a imagiologia 3D, a fim de cooperar na fase de recolha de registos ortodônticos padrão, o futuro da imagiologia 3D oferece aos clínicos um paciente virtual 4D dinâmico em movimento para reconhecer a recuperação funcional após o tratamento.[1]

- O processo de impressão 3D não é tão simples como carregar no botão de impressão. Primeiro, é necessário criar um ficheiro STL a partir de uma digitalização intra-oral e depois exportá-lo para um computador, onde é preparado utilizando um software CAD/CAM. O software é necessário para limpar e reparar o STL, criando assim um modelo digital estanque pronto para ser fabricado numa impressora 3D. Compreender o software CAD/CAM é essencial para a impressão 3D e, em última análise, para construir o seu laboratório de impressão digital no consultório.[14]

- Um inquérito reflecte uma ampla satisfação e uma atitude positiva entre os dentistas inquiridos relativamente à utilização e aos resultados da tecnologia CAD/CAM na prática clínica dentária. Parece que a tecnologia CAD/CAM se infiltrou no fluxo de trabalho dos consultórios dentários, com especulações de uma implementação crescente entre o sector mais vasto dos dentistas no futuro.[2]

 A utilização do método de fresagem utilizando o sistema CAD/CAM e o método de impressão 3D de fabrico aditivo para produzir próteses dentárias tem vindo a progredir de forma constante, atraindo muito interesse no campo da medicina dentária. Quando o sistema CAD/CAM foi introduzido pela primeira vez na medicina dentária, foi proposto como uma alternativa para resolver vários problemas, incluindo a deformação, contração e expansão da prótese restauradora no método tradicional de fundição.16 Embora o sistema CAD/CAM tenha inicialmente mostrado uma fraca adequação clínica, a sua digitalização, software de design e processo de maquinação têm sido sistematicamente desenvolvidos. Assim, encontra-se atualmente a um nível clinicamente aceitável.

- O procedimento CAD-CAM para o fabrico de aparelhos ortodônticos impressos em metal 3D é um método eficiente e preciso para fabricar aparelhos suportados por mini-implantes palatinos. As vantagens para o paciente são menos consultas clínicas e maior conforto durante o processo de registo de digitalização. As vantagens desta técnica em relação às moldagens convencionais para aparelhos ortodônticos suportados por mini-implantes incluem a eliminação das moldeiras e do material de moldagem, ao mesmo tempo que se obtêm imagens sem distorção das arcadas dentárias do paciente. Estas podem então ser transmitidas eletronicamente ao laboratório para o fabrico dos aparelhos.[9]

- A aplicação do CAD/CAM em ortodontia é vasta. Graf et al. desenvolveram um expansor hyrax projetado em CAD/CAM. Este tem a versatilidade da estrutura personalizada impressa em 3D. No entanto, pode ser utilizado numa variedade de situações, como o fabrico de estruturas personalizadas para distração, obturadores para pacientes com fenda palatina, aparelhos de expansão rápida da maxila e fixação em cirurgias ortognáticas.[10]

- A tecnologia CAD/CAM aplicada à cirurgia de implantes permite a produção de coroas de elevada resistência e densidade, bem como o fabrico de pilares de implantes e guias cirúrgicos. Um design personalizado, um ajuste perfeito e uma maior resistência são as principais caraterísticas dos pilares de implantes CAD/CAM. Os modelos cirúrgicos CAD/CAM permitem transferir o planeamento do software para o campo cirúrgico.

- O processo de impressão 3D não é tão simples como carregar no botão de impressão. Primeiro, é necessário criar um ficheiro STL a partir de uma digitalização intra-oral e depois exportá-lo para um computador, onde é preparado utilizando um software CAD/CAM. O software é necessário para limpar e reparar o STL, criando assim um modelo digital estanque pronto para ser fabricado numa impressora 3D. Compreender o software CAD/CAM é essencial para a impressão 3D e, em última análise, para construir o seu laboratório de impressão digital no consultório.[14]

- No prazo de 6 meses após a contenção, os pacientes com contenções fixas de aço inoxidável multiestrato CAD/CAM registaram uma menor recidiva na largura intercaninos em comparação com os pacientes com contenções fixas tradicionais flexíveis de aço inoxidável multiestrato. Os pacientes com aparelhos de contenção fixos CAD/CAM demonstraram um menor aumento da irregularidade e falha dos incisivos do que os pacientes com aparelhos de contenção fixos dobrados manualmente por um técnico de laboratório.[15]

Referências

REFERÊNCIAS

1. Scribante A, Gallo S, Pascadopoli M, Canzi P, Marconi S, Montasser MA, Bressani D, Gandini P, Sfondrini MF. Propriedades dos materiais dentários de impressão CAD/CAM 3D e suas aplicações clínicas em ortodontia: onde estamos agora? Ciências Aplicadas. 2022 Jan 6;12(2):551.

2. Prajapati A, Prajapati A, Mody DR, Choudhary AB. A medicina dentária torna-se digital: uma forma CAD-CAM - um artigo de revisão. Jornal IOSR de Ciências Médicas e Dentárias. 2014 Aug;13(8):53-9.

3. CUNHA TD, BARBOSA ID, Palma KK. Fluxo de trabalho digital em Ortodontia: Dispositivos e aplicações clínicas. Dental Press Journal of Orthodontics. 2021 Dez 15;26.

4. Fundamentos da medicina dentária CAD CAM - Jonathan L. Ferencz, DDS, FACP

Nelson R.F.A. Silva, DDS, MSc, PhD

5. Toni B, Horodynski M, Lesti M, Fusco R, Favale ML. Ajuda tecnológica CAD/CAM em ortodontia e cirurgia ortognática.

6. Graf S, Vasudavan S, Wilmes B. Desenho CAD-CAM e impressão tridimensional de aparelhos ortodônticos retidos por mini-implantes. American Journal of Orthodontics and Dentofacial Orthopedics (Jornal Americano de Ortodontia e Ortopedia Facial). 2018 Dec 1;154(6):877-82.

7. Erten O, Yılmaz BN. Imagens tridimensionais em ortodontia. Revista turca de ortodontia. 2018 Sep;31(3):86.

8. Moreira FC, Vaz LG, Jacob HB. TECNOLOGIA CAD/CAM EM ORTODONTIA: SETUP ORTODÔNTICO E COLAGEM INDIRECTA COM O SISTEMA EXCEEDTM.

9. Al Mortadi N, Eggbeer D, Lewis J, Williams RJ. Aplicações CAD/CAM/AM no fabrico de aparelhos dentários. American Journal of Orthodontics and Dentofacial Orthopedics (Jornal Americano de Ortodontia e Ortopedia Facial). 2012 Nov 1;142(5):727-33.

10. Ardila CM, Elorza-Durán A, Arrubla-Escobar D. Eficácia da Tecnologia CAD/CAM em Intervenções Implementadas em Ortodontia: A Scoping Review of Clinical Trials. BioMed Research International. 2022 Jun 2;2022.

11. Koller S, Craveiro RB, Niederau C, Pollak TL, Knaup I, Wolf M. Avaliação da construção digital, produção e precisão da posição intra-oral de novos retentores de titânio CAD/CAM 3D. Jornal de Ortopedia Orofacial/Fortschritte der Kieferorthopädie. 2022 Mar 31:1-8.

12. Tamer İ, Öztaş E, Marşan G. Tratamento ortodôntico com alinhadores transparentes e a realidade científica por trás de seu marketing: uma revisão da literatura. Revista turca de ortodontia. 2019 Dec;32(4):241.

13. Mang de la Rosa MR, Safaltin A, Jost-Brinkmann PG, Aigner A, Koch PJ. Precisão dos mini-implantes ortodônticos palatinos colocados por guias cirúrgicos convencionais ou baseados em CAD/CAM: um estudo comparativo in vitro. The Angle Orthodontist. 2023 Jan;93(1):79-87.

14. Jeong YG, Lee WS, Lee KB. Avaliação da precisão de modelos dentários fabricados pelo método de fresagem CAD/CAM e pelo método de impressão 3D. A revista de prótese dentária avançada. 2018 Jun;10(3):245-51.

15. Kravitz ND, Groth C, Shannon T. Software CAD/CAM para impressão tridimensional. J Clin Orthod. 2018 Jan 1;52(1):22-7.

16. Aslam K, Nadim R. Uma revisão sobre cad cam em medicina dentária. JPDA. 2015 Jul;24(03):112.

17. Nassani MZ, Ibraheem S, Shamsy E, Darwish M, Faden A, Kujan O. Um inquérito à perceção dos dentistas sobre a tecnologia cad/cam do lado da cadeira. InHealthcare 2021 Jan 13 (Vol. 9, No. 1, p. 68). MDPI.

18. Nagesh S, Aravind M, Rekhawat A. Estrutura concebida em CAD/CAM para um aparelho de pêndulo ancorado no osso. Jornal da Sociedade Indiana de Ortodontia. 2021 Jul;55(3):336-8.

19. Shim H, Foley P, Bankhead B, Kim KB. Avaliação comparativa de recidiva e falha entre retentores fixos CAD/CAM de aço inoxidável e retentores fixos padrão de aço inoxidável em pacientes com contenção ortodôntica: Um estudo controlado e randomizado. The Angle Orthodontist. 2022 Jan 1;92(1):87-94.

20. Cassetta M, Giansanti M. Aceleração do movimento dentário ortodôntico: uma nova técnica de corticotomia minimamente invasiva usando um modelo cirúrgico impresso em 3D. Medicina oral, patologia

21. Ludwig B, Krause L, Venugopal A. Precisão de guias de inserção CAD/CAM estéreis e não estéreis para mini-implantes ortodônticos. Utilização avançada de materiais em ortodontia. 2023 Jan 20;16648714.oral y cirugia bucal. 2016 Jul;21(4):e483.

22. Scribante A, Sfondrini MF, Fraticelli D, Malfatto M, Gandini P. Sistemas adesivos para brackets ortodônticos linguais personalizados CAD-CAM: qual é o melhor? Eur. J. Paediatr. Dent. 2017 Sep 1;18:188-92.

23. Kothari J. Ortodontia lingual digital e personalizada: O próximo passo. Journal of Indian Orthodontic Society. 2016 Dec;50(4_suppl1):33-43.

24. Gimenez CM. Tecnologias digitais e sistemas CAD/CAM aplicados à ortodontia lingual: O futuro já é uma realidade. Dental Press Journal of Orthodontics. 2011;16:22-7.

25. Charavet C, Van Hede D, Maes N, Albert A, Lambert F. Desvendando os efeitos dos aparelhos personalizados CAD/CAM e da piezocisão no tratamento ortodôntico: Novas evidências. The Angle Orthodontist. 2021

26. Brown MW, Koroluk L, Ko CC, Zhang K, Chen M, Nguyen T. Eficácia e eficiência de um sistema de brackets ortodônticos CAD/CAM. American Journal of Orthodontics and Dentofacial Orthopedics (Jornal Americano de Ortodontia e Ortopedia Facial). 2015 Dez 1;148(6):1067-74.Nov 1;91(6):764-71.

27. Roser C, Hilgenfeld T, Sen S, Badrow T, Zingler S, Heiland S, Bendszus M, Lux CJ, Juerchott A. Avaliação de artefactos de ressonância magnética causados por retentores ortodônticos fixos CAD/CAM - um estudo in vitro. Investigações clínicas orais. 2021 Mar;25:1423-31.

28. Stefano Patroni DM, Cocconi R. Do plano de tratamento ortodôntico às facetas temporárias CAD/CAM ultrafinas sem preparação. Int J Esthet Dent. 2017;12:504-22.

29. Groth CH, Kravitz ND, Shirck JM. Incorporando a impressão tridimensional na ortodontia J Clin Orthod. 2018 Jan 1;52(1):28-33.

30. Beldiman MA, Tatarciuc MS, Vițalariu AM, Ioanid N, Macovei G, Vasilache C. DIGITALIZAÇÃO INTRAORAL E TECNOLOGIA DIGITAL. Jornal Romeno de Reabilitação Oral. 2021 Jul;13(3).

31. Kravitz ND, Grauer D, Schumacher P, Jo YM. Memotain: um retentor lingual CAD/CAM de níquel-titânio. American Journal of Orthodontics and Dentofacial Orthopedics (Jornal Americano de Ortodontia e Ortopedia Facial). 2017 Abr 1;151(4):812-5.

32. Retrouvey JM, Kader E, Caron E, Tamimi F, Light N. Printing Orthodontic Retainers

Using CAD/CAM Technology.

33. Gera A, Pullisaar H, Cattaneo PM, Gera S, Vandevska-Radunovic V, Cornelis MA. Estabilidade, sobrevivência e satisfação do paciente com as contenções fixas CAD/CAM versus contenções fixas convencionais multiestrato em pacientes ortodônticos: um acompanhamento de 6 meses de um ensaio clínico controlado e aleatório de dois centros. European Journal of Orthodontics. 2023 Feb;45(1):58-67.

34. Müller-Hartwich R, Präger T, Jost-Brinkmann P. SureSmile-CAD/CAM System for Orthodontic Treatment Planning, Simulation and Fabrication of Customized Archwires SureSmile-CAD/CAM-System zur Planung und Simulation kieferorthopädischer. Int. J. Comp. Dent.. 2007;10:53-62.

35. Davidowitz G, Kotick PG. A utilização de CAD/CAM em medicina dentária. Dental Clinics. 2011 Jul 1;55(3):559-70.

36. Miyazaki T, Hotta Y, Kunii J, Kuriyama S, Tamaki Y. Uma revisão do CAD/CAM dentário: estado atual e perspectivas futuras de 20 anos de experiência. Revista de materiais dentários. 2009;28(1):44-56.

37. Fuster Torres M, Albalat Estela S, Alcañiz Raya M, Peñarrocha Diago M. Sistemas dentários CAD/CAM em implantologia: atualização.

38. Fasbinder DJ. O sistema CEREC: 25 anos de medicina dentária CAD/CAM em cadeira. O Jornal da Associação Dentária Americana. 2010 Jun 1;141:3S-4S.

39. Trost L, Stines S, Burt L. Tomar decisões informadas sobre a incorporação de um sistema CAD/CAM na prática dentária. The Journal of the American Dental Association (Jornal da Associação Dentária Americana). 2006 Sep 1;137:32S-6S.

40. McMahon C, Browne J. CADCAM: principles, practice and manufacturing management. Addison-Wesley Longman Publishing Co., Inc.; 1999 Jun 1.

41. Nguyen T, Jackson T. Tecnologias 3D para precisão em ortodontia. InSeminars in Orthodontics 2018 Dec 1 (Vol. 24, No. 4, pp. 386-392). WB Saunders.

42. Cassetta M, Pandolfi S, Giansanti M. Corticotomia minimamente invasiva em ortodontia: uma nova técnica utilizando uma férula cirúrgica CAD/CAM. Jornal Internacional de Cirurgia Oral e Maxilofacial. 2015 Jul 1;44(7):830-3.

43. Tarraf NE, Ali DM. Presente e o futuro da ortodontia digital☆. InSeminars in Orthodontics 2018 Dec 1 (Vol. 24, No. 4, pp. 376-385). WB Saunders.

44. Pottier T, Brient A, Turpin YL, Chauvel B, Meuric V, Sorel O, Brezulier D. Avaliação da precisão do reposicionamento de brackets por colagem indireta: moldeiras acrílicas duras CAD/CAM versus moldeiras moles de silicone de uma camada, um estudo in vitro. Investigações clínicas orais. 2020 Nov;24:3889-97.

45. Kumar R, Patil S. Extrusão ortodôntica forçada e utilização de CAD/CAM para reconstrução de coroas grosseiramente destruídas: Uma abordagem multidisciplinar. Jornal de Medicina Dentária Conservadora: JCD. 2012 Abr;15(2):191.

46. Awad MG, Ellouze S, Ashley S, Vaid N, Makki L, Ferguson DJ. Precisão das previsões digitais com aparelhos labiais e linguais CAD/CAM: um estudo de coorte retrospetivo. InSeminars in Orthodontics 2018 Dec 1 (Vol. 24, No. 4, pp. 393- 406). WB Saunders.

47. Aretxabaleta M, Xepapadeas AB, Poets CF, Koos B, Spintzyk S. Comparação de materiais CAD/CAM aditivos e subtractivos para a sua potencial utilização como placa palatina de Tübingen: Um estudo in-vitro sobre a resistência à flexão. Fabrico aditivo. 2021 Jan 1;37:101693.

48. Taneva E, Kusnoto B, Evans CA. Digitalização, imagem e impressão 3D em ortodontia. Issues in contemporary orthodontics. 2015 Sep 3;148(5):862-7.

49. Alrawas MB, Kashoura Y, Tosun Ö, Öz U. Comparação dos efeitos das contenções linguais de níquel-titânio CAD/CAM na estabilidade dos dentes e na saúde periodontal com as contenções fixas e amovíveis convencionais: Um ensaio clínico randomizado. Ortodontia e Investigação Craniofacial. 2021 maio;24(2):241-50.

50. Wu TH, Lian C, Piers C, Pastewait M, Wang L, Shen D, Ko CC. Aprendizagem automática (profunda) para tecnologias CAD/CAM ortodônticas. Aprendizado de máquina em odontologia. 2021:117-29.

51. Dalbah L. Ortodontia Digital. Digitalização em Odontologia: Aplicações Clínicas. 2021:189-221.

52. Hernández-Alfaro F, Guijarro-Martinez R. Novo protocolo para o planeamento cirúrgico tridimensional e geração de talas CAD/CAM em cirurgia ortognática: um estudo in vitro e in vivo. Revista internacional de cirurgia oral e maxilofacial. 2013 Dec 1;42(12):1547-56.

53. Jeong YG, Lee WS, Lee KB. Avaliação da precisão de modelos dentários fabricados pelo método de fresagem CAD/CAM e pelo método de impressão 3D. A revista de prótese dentária avançada. 2018 Jun;10(3):245-51.

54. Poitras Y, Pena A. Guias cirúrgicos CAD-CAM para Implantologia: O Novo, o Velho e o Essencial.

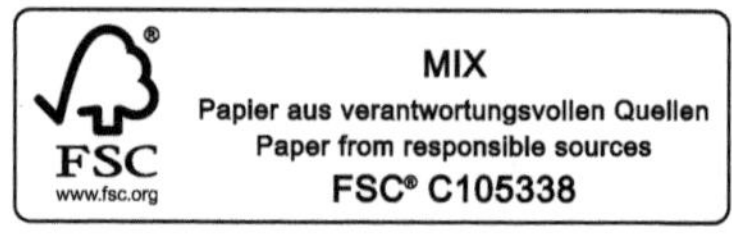

Printed by Books on Demand GmbH, Norderstedt / Germany